"*Cucinare non significa solo leggere una ricetta: è una questione di sensibilità, di rispetto degli ingredienti e dei tempi di preparazione*"

Cit· Antonino Canavacciuolo

Sommario

PREMESSA 4

INTRODUZIONE 6

TECNICA DELLA CBT 8

Cottura a bassa temperatura: perché usarla 10
COTTURA A BASSA TEMPERATURA: COME FARLA A CASA. 12
INGREDIENTI 14
PROCEDIMENTO 15

I BENEFICI DELLA CUCINA A BASSA TEMPERATURA 19

GLI STRUMENTI PER LA CUCINA A BASSA TEMPERATURA 22

CONFEZIONATRICE A CAMPANA. 23
CONFEZIONATRACE A ESTRAZIONE 24
SACCHETTI PER SOTTOVUOTO 25
IL RONER 29
FORNO AD ACQUA 30
FORNO A VAPORE 31
VAPORIERA 32
TERMOMETRO A SONDA E TIMER 33
PENTOLA A COTTURA LENTA 34
CONSIGLI UTILI 36
VANTAGGI PENTOLA A COTTURA LENTA 38

COME CUCINARE A BT SOTTOVUOTO 39

TABELLA DI COTTURA E TEMPI 45

GLI ERRORI DA NON FARE CON LA CBT 59

LE RICETTE 61

CONCLUSIONE 101

PREMESSA

Cari lettori e lettrici, se state leggendo questo E-book vi siete imbattuti nella pura e genuina cucina a bassa temperatura. Non si tratta di un essere non identificato, ma semplicemente di una tecnica di cucina, semplice, facile ed economica. Vi assicuro che anche se i tempi di cottura sono un po' lunghi, vale assolutamente la pena provarla.

Le vostre pietanze assumeranno un aspetto e un sapore mai provati. In questo libro sulla cucina a bassa temperatura troverete molte ricette e i motivi per cui utilizzare questo tipo di cottura. Ma non siate impauriti, questo tipo di cucina è rivolto sia ai professionisti che ad amanti della cucina.
Quindi niente paura!

Quello che vi serve sono ottimi ingredienti, un po' di pazienza e un pizzico di fantasia.

Buona lettura e buona cottura!

INTRODUZIONE

Il Conte di Rumford e il forno per le patate.

Il conte Rumford nacque nel 1753. Da sempre Rumford si interessò alla tecniche di cottura dei cibi. In passato ideò anche un camino, ma non un semplice camino. Esso era capace di eliminare i fumi che riempivano i locali. Fu nominato l'uomo che tolse il fumo dalle cucine. Ma perché vi racconto la storia del conte di Rumford? Egli ha dato un contributo importantissimo alla cucina a bassa temperatura, utilizzando le sue conoscenze nella termodinamica, applicando il suo sapere per cercare di capire quale fosse la temperatura ideale per cucinare le pietanze. Un bel giorno Rumford decise di occupare il suo tempo libero, dedicandosi ad alcuni esperimenti tra cui, la creazione di particolare forno. Un forno che usava per essiccare le patate. Esattamente Rumford non sapeva quale fosse la temperatura che il forno riusciva ad raggiungere, probabilmente tra i 60 e gli 80 gradi C°. Inserì nel forno un pezzo di carne, ma dopo qualche ora la carne era ancora cruda. Deluso dal suo tentativo, andò a dormire dimenticandosi il forno acceso con la carne dentro. Il giorno dopo la carne per magia apparve cotta, gustosa e morbidissima. Soddisfatto del suo esperimento ne condusse un altro. Rumford inserì due cosciotti di montone, di uguale peso e forma. Uno venne cotto nel suo forno ad una temperatura bassa, mentre l'altro venne cotto su uno spiedo davanti al fuoco. Appena i cosciotti divennero ben corri, vennero pesati di nuovo. Il conte notò che quello cotto a bassa temperatura ha perso meno succhi, quindi era più pesante, mentre quello cotto allo spiedo era meno pesante, aveva perso tutto il suo succo ed era decisamente stopposo. Ed ecco qui che per pura e semplice casualità nacque la Cottura a bassa temperatura.

TECNICA DELLA CBT

Per prima cosa, la CBT non è un tipo di cottura che può essere usata esclusivamente e soltanto dagli Chef, o soltanto in cucine professionali. Può essere usata anche nelle nostre cucine normalissime, in cucine casalinghe

Si tratta di una tecnica che consiste nel cucinare gli alimenti a temperatura constante tra i 50° e i 60° C°.

Con la cottura a bassa temperatura cosa succede:

- L'alimento si cuoce attraverso il riciclo del calore;

- Non avviene la perdita dei succhi, aromi, umori e principi nutritivi;

- Le carni sono più succose e tenere;

- È garantita la cottura dell'alimento sia all'interno che all'esterno della pietanza, dato che la temperatura rimane sempre costante e non oltrepassa il grado stabilito.

In conclusione, la cottura a bassa temperatura richiede senz'altro molto tempo pazienza, però il risultato finale sarà qualcosa di sublime e non ve ne pentirete.

La Cottura a Bassa Temperatura, non è soltanto una delle tanta mode culinarie in circolo in questo periodo. Al contrario la CBT inferiore ai 65°regala qualcosa che non avete mai provato, dona un sapore e una succosità infinita in particolar modo alla carne e al pesce.

Ma la cosa più interessante di tutto ciò è... perché è così importante che la temperatura sia sempre inferiore ai 65°?

Gli alimenti che superano una temperatura di cottura di 65° perdono caratteristiche importanti, sia dal punto di vista nutritivo, sia dal punto di vista gustativo.

Una cottura al di sopra dei 65° comporta la perdita di queste caratteristiche:

- *Fuoriescono i liquidi (umori) e con essi aromi e sapori;*
- *I tessuti connettivi si induriscono, perdendo succulenza, morbidezza e sapore;*

Di fatto con la cottura a bassa temperatura non si rischia l'effetto bollito.

Può sembrare una cottura davvero strana, dunque ci viene

spontaneo chiederci come è possibile che nonostante l'assenza di fuoco e padelle, in bocca gli alimenti saranno meravigliosamente saporiti. Ma perché ciò avviene?

Ve lo dico io...

Perché con la cucina a bassa temperatura, il cibi trattiene i sui succhi rendendo la pietanza saporita. Inglobando i suoi sapori e colori, rendendo sia la carne che il pesce estremamente succosi e saporiti.

Ma si può ricreare la cucina a bassa temperatura anche a casa nostra?

Assolutamente sì! Bastano pochi accorgimenti e qualche attrezzo che possiamo facilmente recepire nelle nostre cucine. Non è necessario possedere una vasca a termostato per mantenere la temperatura costante, ciò di cui abbiamo bisogno lo possiamo trovare nelle nostre cucine; per questo motivo tutti possiamo provare nelle nostre case le meraviglie della cottura a bassa temperatura.

COTTURA A BASSA TEMPERATURA: COME FARLA A CASA.

Esistono diversi modi per avvicinarsi verso la cottura a bassa temperatura, in base alle strumentazione che la vostra cucina dispone. Vediamole insieme:

- **Macchina per la CSV a bassa temperatura:**

Si tratta di una strumentazione che viene utilizzata nella cucina professionali. In questo caso sarà sufficiente mettere la pietanza sottovuoto, settare sia il tempo che la temperatura, ed azionare il processo.
Questo è il metodo più preciso, sia per la cottura che per la temperatura; mantenendo la temperatura uniforme. Se vi sarete talmente appassionati a questa tecnica di cottura, potete acquistarne una ad una cifra di circa 300€.

- **Cottura a bassa temperatura al forno:**

Il forno è un macchinari che consente di mantenere la temperatura fissa. Basta settare la temperatura a 60° e porre l'alimento nella teglia leggermente oleata. Questo è il metodo più economico.

- **PENTOLA, CUKI E TERMOMETRO DA CUCINA:**

Sembra una operazione chirurgica ma non lo è. Si tratta di un metodo artigianale, ma allo stesso tempo efficace. Il segreto sta nel mantenere la temperatura costante che richiede la vostra ricetta con un termometro per alimenti; l'importante e mettere la pietanza condita a vostro piacimento dentro un sacchetto per la conservazione dei cibi. Vi servirà una semplicissima pentola da cucina, riempitela di acqua calda e inserite al suo interno il sacchetto Cuki. Aggiungete all'interno del Cuki la pietanza che dovete cucinare, chiudetelo, immergetelo nell'acqua ed inserite nella pentola il termometro per gli alimenti, impostate il tempo, e il gioco è fatto! Questo è davvero il metodo più semplice ed economico per cucinare con la tecnica della CBT.

Come abbiamo già detto precedentemente, carne e pesce sono i migliori alimenti che potete cucinare con questo tipo di cottura. Tra tutti i pesci mi sento di consigliarvi il pesce spada, ne rimarrete davvero esterrefatti. Vi renderete conto come il pesce spada, acquisirà grazie alla CBT, sarà in grado di esaltarne il sapore e sua la carnosità. Se il vostro livello di scetticismo sulla CBT è ancora elevato, ecco una prima ricetta per provare la tecnica della CBT.

Ricetta Pesce Spada

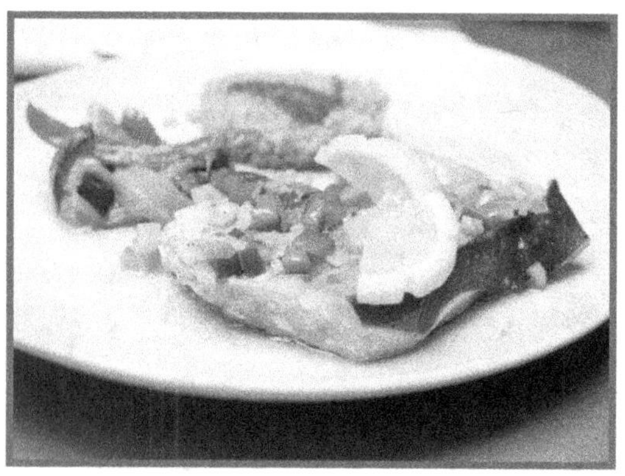

Questa ricetta vi farà inoltrare per la prima volta nel mondo della cucina a bassa temperatura. Esalterà il sapore del pesce, da leccarsi i baffi!

INGREDIENTI

- 4 filetti di pesce spada
- 100 gr di cous cous
- 1 sacca nero di seppia
- 50gr di zucchero100 gr di aceto di lamponi

VERDURE PER IL COUS COUS:

- *1 zucchina*
- *1 melanzana*
- *100gr di fagioli*
- *100gr di ceci salati*
- *15 pomodorini pachino*
- *50 gr di uvetta passa*
- *1 gr di zafferano*
- *1 cipolla di tropea*
- *q.b. mentuccia*

PROCEDIMENTO

Cominciamo dai pomodorini al forno: incidete la pelle dei pomodorini, passateli sotto l'acqua bollente e pelateli. Mettete olio e un spolverata di zucchero su una teglia, poi inserite i pomodorini sul composto e condite con un pizzico di sale e una grattata di scorza di arancia. Infine, infornate a 100° C per 1 ora.

Adesso prepariamo lo sciroppo di lamponi: in un pentolino unite l'aceto di lamponi con lo zucchero semolato, non appena il composto raggiunge il bollore, spegnete e lasciate raffreddare.

Preparazione del Cous Cous e le verdure.

Tostate il cous cous in un pentolino con un filo di olio. Separatamente prendete un altro pentolino e versate 100 grammi di acqua salata, come prende il bollore, mettete in infusione lo zafferano, dopo circa un minuto di infusione versate l'acqua nel cous cous. Appena il cous cous ricomincia a bollire, spegnete e coprite. Lasciate cosi per qualche minuto, dopo di che sgranate con la mani. Il cous cous è pronto.

Cottura Pesce Spada

Mette sottovuoto i filetti di pesce spada e cuocete a 52° C per 3°0 minuti. In alternativa, con la stessa tempistica, prendete un pentolino con acqua e portate la temperatura tra i 50 ei 60 gradi, ed inserite il pesce spada in un sacchetto Cuki. Se preferite, mettete in forno a una temperatura max. di 60° su teglia leggermente oleata.

Passiamo alle verdure: lessate velocemente i fagiolini e la zucchine tagliate a piccoli cubetti. Poi raffreddare subito in Acquafredda. Friggere le melanzane in olio di arachidi, se volete potete usare anche olio di mais.
Prendete una padella e versate un filo di olio, poi mettete nell'ordine: cipolla a rondelle, uvetta preambolata in acqua, zucchine, fagiolini, ceci, cous cous, melanzane, pomodorini e

bagnate con la sciroppo. Aggiungete fuori dal fuoco, la menta.
Nel frattempo, il pesce spada sarà pronto: togliete il pesce dal
liquido di cottura e mettetelo nel sesamo da un lato solo. A fine
cottura tostatelo in una padella antiaderente per 1 minuto con
un filo di olio. Servire con spennellata di nero di seppia sul piatto,
aggiungete il cous cous e infine, appoggiate sopra il pesce spada.

Dopo aver preparato questa ricetta sono sicura che non vorrete
mai più lasciare la cottura a bassa temperatura.

I BENEFICI DELLA CUCINA A BASSA TEMPERATURA

Come abbiamo già detto nelle precedenti pagine, la CBT garantisce diversi vantaggi: facilità il lavoro, fa risparmiare, preserva i sapori e rende gli alimenti più digeribili.

La bassa temperatura penetra con molta delicatezza in tutto l'alimento, sia all'esterno che all'interno, garantendo una cottura perfetta in ogni sua parte, dal cuore alla superficie. Inoltre va ad eliminare il continuo rimescolare o rigirare durante la preparazione, come avremmo fatto con il metodo classico. Rispetto alle cotture classiche, la CBT elimina la perdita di liquidi e vitamine che si
Disciolgono nell'acqua.

La CBT garantisce la totale conservazione dei principi nutritivi e il mantenimento della struttura cellulare del prodotto, evitando che i nutrimenti essenziali e fondamentali per il nostro organismo si disperdano totalmente nell'acqua di cottura.

La cottura a bassa temperatura unita al sottovuoto garantisce il mantenimento delle caratteristiche organolettiche del nostro cibo.
Se non esponiamo la nostra preparazione a temperature alte, le

vitamine e le proteine contenute in esso non andranno a degradarsi. In poche parole con la scarsa perdita dei liquidi le vitamine non si perderanno.

Molti alimenti come la carne e il pesce, cucinati con i metodi tradizionali, richiedono una temperatura di cottura elevata, non garantendo un risultato ottimale. Talvolta succede che, durante la masticazione la carne può risultare dura o stoppacciosa. Con la CBT tende a intenerire le fibre di carne pesce e verdure, rendendole morbide anche durante la masticazione; una cottura sicuramente utile e vantaggiosa per chi ha problemi di masticazione e gengivali.

Alcuni studi sostengono che la cottura a bassa temperatura migliora la digeribilità del cibo, perché questo tipo di cottura va a intenerire le fibre ma anche i legami chimici di proteine, grassi e zuccheri rendendoli più facilmente assimilabili. Dunque una tecnica che genera benefici anche per chi soffre di problemi digestivi.

La CBT garantisce il mantenimento dei liquidi all'interno dei cibi cotti sottovuoto con una perdita di peso decisamente inferiore rispetto alle cotture tradizionali. Si calcola fino al 50% meno.

Dunque si ottiene un bel risparmio economico. Quindi basterà comprare ad esempio 1 Kg di vitello per 4 persone invece che 1,4

Kg. L'impiego del sottovuoto nella CBT isola gli alimenti dall'esterno, rendendo le preparazioni più saporite e profumate, trattenendo tutti i sapori e gli odori al suo interno. Gli aromi e i sapori si mantengono più allungo. Ciò significa anche utilizzare meno condimenti, meno grassi, meno calorie e meno sale. La CBT potrebbe aiutarvi ad eliminare quelle fastidiose maniglie dell'amore!

Con la CBT possiamo preparare i pasti anche con meno attenzione a ciò che si sta cucinando. Dunque se hai dimenticato qualcosa da compare, ma il forno è acceso e non puoi spegnerlo, puoi andare un secondo al supermercato senza aver paura che la cena o il pranzo vada in fumo.
Vi sembrerà una tecnica non adatta a tutti ma con il passare del tempo noterete che in pochissimo tempo potrete realizzare piatti difficili con molta facilità. Basterà sono un po' di pratica e di applicazione.

Da quello che si evince in queste pagine, la cottura a bassa temperatura sottovuoto e sicuramente il metodo migliore per ottenere i massimi risultati da questa tecnica, quindi si rende d'obbligo approfondire tale tecnica di cottura sottovuoto.

GLI STRUMENTI PER LA CUCINA A BASSA TEMPERATURA

Se vi siete totalmente innamorati della cucina a bassa temperatura è obbligo sapere quali sono gli strumenti necessari per poter attrezzare la vostra cucina al meglio. Essenzialmente occorrono due apparecchiature facilmente reperibili: la macchina per il sottovuoto e il bagno termostato. Sono necessari anche: un ottimo frigo per poter mantenere le pietanze in ottime condizioni di conservazione, un abbattitore nel caso in cui avete la necessità di far scendere la temperatura in modo veloce della pietanza, perché non potete o non volete consumarla nell'immediato, in modo che i sapori e i profumi rimangano imprigionati. Sappiate che l'abbattitore può essere benissimo sostituito semplicemente dal metodo "acqua e ghiaccio", dunque problema risolto. Dopo questa piccola premessa andiamo a vedere quali sono gli strumenti necessari.

(Per il confezionamento)

La confezionatrice a campagna è sicuramente la migliore per uso professionale. La confezionatrice a campana è composta da una struttura in acciaio, contiene una vasca dove sono presenti più spessori, costituiti da taglieri per facilitare il confezionamento dei cibi. All'interno della vasca troverete una barra per la serratura del sacchetto. La macchina è dotata di un display che vi farà visionare le fasi del confezionamento, tutto molto semplice. Potete anche impostare la percentuale del vuoto, il grado e la forza di saldatura del sacchetto. La confezionatrice a campana è l'unica che può mettere sottovuoto sia cibi solidi che liquidi; per questo la considero la migliore in assoluto per questo tipo di tecnica di cottura.

(Per il confezionamento)

Esiste un altro tipo di confezionatrice, quella a estrazione. Questo tipo di macchina è molto diffusa, ma soprattutto molto economica! Rispetto a quella a campana è molto maneggevole, piccola e snella, ideale per le piccole cucine. Dunque cari lettori se la vostra cucina non è poi così grande, questa fa al caso vostro! E' una confezionatrice che non ha nulla da invidiare a quella a campana. Di solito ha una fessura sul fondo dove va inserito il sacchetto per essere confezionato e sigillato. In alto invece sono posizionati i comandi, che di solito sono 3. Un pulsante per azionarla e far partire la produzione del vuoto, il secondo tasto per sbloccare il vuoto, e il terzo tasto per saldare. Se siete indecisi tra le due tipologie di macchinette per il sottovuoto, vedetela dal punto di vista economico; entrambe fanno il loro dovere, una è molto costosa, l'altra è economica. Se cucinate in modo professionale il metodo della cucina a bassa temperatura mi sento di consigliarvi quella a campana; se invece utilizzate in modo sporadico questa tecnica, andrà benissimo la macchinetta ad estrazione, facile, semplice ed economica!

Eccoci arrivati al cuore pulsante della cucina a bassa temperatura: i sacchetti! Dovete sempre accertarvi che i sacchetti che state utilizzando siano adatti a questo tipo di cucina. E' importante che il sacchetto sia completamente sigillato, ci deve essere una perfetta aderenza sull'alimento messo sottovuoto. Se avete una macchina per il sottovuoto a campana dovete usare i sacchetti "Goffrate". Hanno una composizione zigrinata che presentano sulla superficie su uno dei lati del sacchetto, facilita la macchina all'aspirazione dell'aria, assicurando una perfetta aderenza. Sono prodotti con materiale plastico adatto al contatto con il cibo, quindi nessuna tossicità, privi di PVC. I sacchetti sottovuoto sono presenti in diverse misure, ma anche a rotoli così da poter personalizzare la dimensione del vostro sacchetto in base alla quantità di pietanza da inserire. Ovviamente i sacchetti sono sempre usa e getta; non è possibile riutilizzare i sacchetti precedentemente usati. Se utilizzate una macchina per il sottovuoto ad estrazione dovete utilizzare i sacchetti non zigrinati, ben si lisci e trasparenti.

I sacchetti vengono scelti in base alla tipologia di macchina, ma anche alla tipologia della pietanza. Se abbiamo un alimento piccolo o affettato possiamo usare dei sacchetti con basso spessore (90/100 micron). La carne con ossa e altri prodotti con parti dure necessitano di uno spessore maggiore (145/200 micron).

Potete confezionare col sottovuoto sia prodotti crudi che cotti, l'importante che siano a temperatura ambiente.

Una domanda sorge spontanea... quanto tempo posso tenere conservato il mio sacchetto sottovuoto? Un prodotto confezionato in modo corretto con dei sacchetti sottovuoto estende la sua durata 4 volte in più rispetto al normale. Ricordatevi che il sacchetto sottovuoto ha una scadenza, deve essere usato entro un anno dalla data dell'acquisto ovviamente se tenuto in condizioni ottimali.

Utilizzare un sacchetto oltre la scadenza potrebbe compromettere la riuscita della proceduta. Ad esempio il pane sottovuoto rimane intatto per almeno 8 giorni; la carne fresca dura almeno 6 giorni riposta nel frigo. Anche il pesce rimane fresco per almeno 4/6 giorni. Mentre la durata della verdura si allunga di 3 giorni. Ecco una piccola dritta. Se riponete il prodotto nel congelatore la sua durata aumenterà notevolmente.

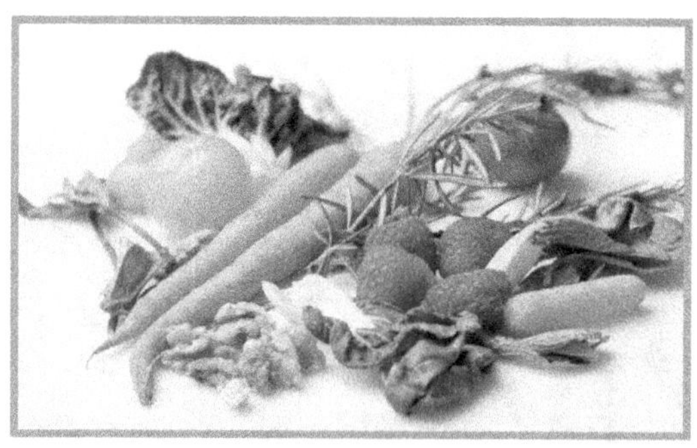

TEMPERATURA AMBIENTE +20/+25°C		
ALIMENTO	NON SOTTOVUOTO	SOTTOVUOTO
PANE	2 GORNI	8 GIORNI
RISO	150 GIORNI	365 GIORNI
BISCOTTI SECCHI	150 GIORNI	365 GIORNI
FRUTTA SECCA	120 GIORNI	365 GIORNI
CAFFE'	60 GIORNI	365 GIORNI
FARINA, ZUCCHERO, LATTE IN POLVERE	120 GIONRI	365 GIORNI
REFRIGERATURA TEMPERATURA +3/+5° C		
ALIMENTO	NON SOTTOVUOTO	SOTTOVUOTO
CARNI ROSSE E BIANCHE	2-3 GIORNI	6-8 GIORNI
PESCE	1-3 GIORNI	4-6 GIORNI
SALUMI AFFETTATI	3-5 GORNI	15-20 GIORNI
SALUMI STAGIONATI	15-20 GIORNI	150-180 GIORNI
ORTAGGI	2-3 GIORNI	7-9 GIORNI
FRUTTA	4-6 GIORNI	15-20

SECCA		GIORNI
FORMAGGI MOLLI	4-6 GIORNI	15-20 GIORNI
FORMAGGI DURI	14-18 GIORNI	30-60 GIORNI
PASTA FRESCA	3-5 GIORNI	16-20 GIORNI
DOLCI (TIPO CROSTATA)	3-5 GIORNI	12-15 GIORNI
MINESTRONE	2-3 GIONRI	6-8 GIORNI
CONGELAMENTO TEMPERATURA -18/-20° C		
ALIMENTO	NON SOTTOVUOTO	SOTTOVUOTO
CARNI ROSSE E BIANCHE	3-5 MESI	10-15 MESI
PESCI	2-3MESI	9-12 MESI
FRUTTA E VERDURA	7-9 MESI	15-20 MESI

(Per la cottura)

Il Roner, detto anche bagno termostato, è una della macchine migliori in termini di riscaldatore termoregolato ad alta precisione. Ci sono diverse tipologie, ma il roner è il migliore in termini di dimensioni; poco ingombrante e molto capiente. Si divide in due parti: quella inferiore in acciaio inox e quella superiore in materiale plastico dove è presente un piccolo display con i controlli per impostare la temperatura e il timer. Per funzionare correttamente il roner ha bisogno di essere inserito in un contenitore abbastanza, in modo che il gambo di acciaio possa essere immerso nell'acqua. La parte di acciaio è dotata di una serpentina riscaldante e di una ventola di circolazione per miscelare l'acqua. Nel caso di una sovratensione o se l'evaporazione dell'acqua è eccessiva il dispositivo si blocca, grazie al blocco motore.

(Per la cottura)

Il forno ad acqua è come se fosse un Roner, con vasca di cottura integrata. Quelli per uso domestico sono piccoli e poco ingombranti. Nella vasca può essere inserito un separatore per posizionare i sacchetti in modo equidistante tra loro. E' dotato di un display che visualizza la impostazioni di temperatura e tempo; molto spesso ha anche alcuni programmi già preimpostati. Unico difetto il suo cosso troppo elevato. Se però siete degli appassionati di CBT allora è il miglior prodotto casalingo che dovreste avere.

(Per la cottura)

Il forno a vapore è un marchingegno decisamente particolare. Di solito lo trovate come optional nei classici forni; sicuramente è un primo passo verso la cucina a bassa temperatura. Alcuni forni a vapore sono collegati direttamente con il sistema idrico, altri hanno al loro interno un serbatoio dove inserire l'acqua per produrre il vapore. Il vapore generato da questi forni viene rilasciato in modo preciso, pensate che alcuni sono proprio destinati per la cucina a bassa temperatura riuscendo a controllare la temperatura, mantenendola sempre costante.

(Per la cottura)

La vaporiera è l'attrezzo più economico per la cucina a bassa temperatura. Molto probabilmente questo oggetto è già nelle vostre case, ma non l'ha avete mai usato. Sarà strano ma vero potete utilizzarlo per la cottura a bassa temperatura, basta comprare un termometro a sonda o a spillone, posizionarlo tra il sacchetto con la pietanza al suo interno e il ripiano della vaporiera. Un metodo semplice ma non eccellente, ottimo per chi si avvicina per la prima volta al metodo della CBT. All'interno della vaporiera il vapore viene prodotto con una serpentina, immersa in una vaschetta di acqua generando il vapore. E' dotata di un display dove poter selezionare tutte le impostazioni in base alle vostre necessità.

(Per la cottura)

Siamo arrivati agli ultimi attrezzi necessari per la cottura a bassa temperatura: il termometro a sonda e il timer. Due strumenti che si fondono insieme per la loro utilità. Il termometro e il timer sono due oggetti fondamentali che dovreste avere sempre nella vostra cucina. Il termometro a sonda serve a rendere più precise alcune attrezzature come la vaporiera. Il timer, invece, è già incorporato in diverse attrezzature. Il problema è che spesso e volentieri vi troverete a preparare più pietanza alla volta, più timer avete meglio sarà; fanno sempre comodo. Piatti differenti, cotture differenti.

COSA E', E COME USARLA

Ma chi ha detto che per usare il metodo della cottura lenta, bisogna usare soltanto, il forno a vapore, il sottovuoto, il Roner o altre diavolerie simili. Se non avete gli strumenti professionali che servono per il metodo della cucina a bassa temperatura non scoraggiatevi, la pentola a cottura lenta arriva in vostro soccorso. Si tratta di un attrezzo utile per l'utilizzo della tecnica della cottura lenta, si chiama:" Crok-Pot", o comunemente chiamata pentola a cottura lenta. Nel 1971 fu introdotta sul mercato statunitense la pentola a Crok-Pot: un elettrodomestico in grado di portare a termine una cottura lenta a bassa temperatura temporizzata, uno slow cooker.

La modalità di utilizzo è estremamente semplice e facile da intuire: una volta collegata alla presa elettrica, la Crok-Pot inizierà a erogare calore, in base all'impostazione che le abbiamo dato, low, high e owarm. In realtà i due programmi, low e high, prevedono o il raggiungimento della stessa temperatura, ciò che li distingue è la quantità di calore erogata nel tempo, in modo da poter adattare meglio la durata della cottura alla nostre esigenza. Nella Crok-Pot troverete una funzione warm, (Keep warm). Serve per mantenere in caldo la preparazione a fine cottura, aiutandoci a conservare i manicaretti alla giusta temperatura fino al momento in cui verranno portate in tavola.

MODALITA' DI UTILIZZO DELLA PENTOLA A COTTURA LENTA

Utilizzarla è molto semplice: una volta collegata alla presa elettrica, la pentola a cottura lenta inizierà ad erogare calore, si calore esattamente, perché questo tipo di pentola non ha alcun bisogno dei fornelli.

Con la funzione warm, riuscirete a mantenere i vostri manicaretti alla giusta temperatura fino al momento di portare in tavola.

Ma come si usa? Cosa fa di preciso?

Questo strumento vi permetterà di cucinare i vostri alimenti a bassa temperatura per lunghi periodi di tempo. Gli alimenti rimangono nella pentola a cottura lenta tra le 4 e le 12 ore ad una temperatura che va dai 79° agli 82°. Se sei a lavoro o fuori casa, oppure semplicemente la pigrizia si è impossessata di te, ti consiglio di assemblare gli ingredienti la sera prima. In questo modo il mattino seguente dovrai soltanto inserire gli ingredienti nella pentola ed impostare la giusta temperatura, in base al tipo di ricetta. Puoi trovare le ricette al momento dell'acquisto della pentola, le troverai in dotazione.

Se la tua ricetta prevede una cottura bassa per più di 6 ore, taglia le verdure a grossi pezzi· Se invece ami la verdura croccante, tagliala a pezzetti più piccolini e poi aggiungile· Inoltre prima di mettere la carne in pentola ti consiglio di rosolarla un po' in padella, in modo da sigillare i succhi· Vedrai che il sapore finale sarà sublime· Esegui questa procedura per grossi arrosti o per la carne tagliata a cubetti·

Scegli dei tagli di carne abbastanza grassi· Una cottura lenta e prolungata permette al grasso di sciogliersi e di diffondersi, rendendo la carne saporita· La cottura prolungata andrà a intensificare gli aromi, dunque ti consiglio di ridurre la quantità delle spezie e di erbe aromatiche se non ami i sapori decisi· Se utilizzate una pentola a cottura lenta, ricordate che la quantità dipende dalla grandezza della pentola· La pentola raggiunge i 96°-98° C, senza mai raggiungere la temperatura di ebollizione· Però se la pentola è piena meno della metà di capienza è possibile che il cibo si surriscaldi, questo farà superare il punto di cottura ideale è il cibo diventerà secco e stopposo· La costanza in questo tipo di cottura è importantissima· Non abbassate mai la temperatura in modo brusco o aprendo spesso il coperchio, non aggiungete durante la cottura cibi appena usciti dal frigo, altrimenti la temperatura scenderà di nuovo e impiegherete il doppio del tempo per

Preparare la pietanza.

Tutti gli alimenti possono essere cotti a temperature basse di 100° C; ovviamente con i suoi tempi. Di solito le verdure sode come le carote, patate, rape richiedono una cottura più lunga rispetto a quelle

Necessarie per la carne e le verdure a foglia. Se volete preparare un piatto unico, potete aggiungere alcuni ingredienti a preparazione avanzata, oppure disporre i componenti nella parte più alta della pentola, dove la temperatura aumenta più lentamente.

Altra cosa importante, non dimenticate i liquidi. La cottura a bassa temperatura nella pentola Crok-Pot è molto diversa da quella effettuata con il sottovuoto. In questo caso non serve sigillare gli alimenti in delle confezioni ermetiche. La cottura avviene con il contatto diretto di acqua o con il brodo, che va ad assorbire parte delle sostanze nutritive, trasformandosi in un condimento saporito.

Dato che la temperatura raggiunta è al di sotto della soglia di ebollizione, i liquidi non diminuiscono. Volete ottenere un arrosto succoso e denso? Vi basterà aggiungere mezzo bicchiere di brodo, mentre per le verdure o altri alimenti ricchi di acqua non è necessario aggiungere altri liquidi; basta sfruttare semplicemente quella già contenuta nel cibo.

Oltre ad essere facile e pratica da utilizzare, la pentola a cottura lenta va incontro alle tue esigenze domestiche, nella preparazione dei piatti, anche quelli più complessi ed elaborati, grazie alla possibilità di avviare cotture di lunga durata. Insomma basta buttare tutto dentro la pentola è lei cucinerà per te. Più facile di cosi!

Cucinare con il metodo della CBT, grazie alla pentola Crok – Pot , la quale è rivestita in ceramica anti aderente assieme al metodo della cottura lenta, riduce notevolmente la quantità di grassi necessari da aggiungere durante la cottura, quindi per chi vuole perdere qualche chilo è il metodo ideale.

(Sous Vide)

Tra i modi in cui è possibile usare la tecnica della CBT, il metodo del sottovuoto al mio pare è quello più semplice, facile e veloce.

Magari spulciando su internet cercando la parola CBT sottovuoto, vi siete ritrovati questa scritta: "SOUS VIDE". Niente paura si tratta della tecnica della CBT con il metodo sottovuoto.

Cosa significa Sous vide? Sous Vide è un termine francese: si pronuncia "su vid", significa "sotto vuoto". Quando si riferisce alla cucina sta a significare materie prime o alimenti intermedi che vengono cucinati in condizioni di temperatura controllata e stabile all'interno di buste sottovuoto (cottura sottovuoto a bassa temperatura).

La cottura sous vide è differente dai metodi di cottura tradizionali per due fattori:
- 1°) il cibo crudo viene inserito all'interno di sacchetti di plastica sottovuoto;
- 2°) il cibo viene cotto utilizzando strumenti per il riscaldarlo che permettono il controllo esatto della temperatura;

La sigillatura sottovuoto per alcuni aspetti è molto vantaggiosa:
- 1°) permette al calore di essere dall'acqua al cibo;

- 2°) aumenta l'autonomia del cibo, eliminando il rischio di ricontaminazione durante la conservazione;
- 3°) inibisce la perdita di sapore dovuta all'ossidazione;
- 4°) previene la perdita di sapore dovuta all'evaporazione di sostanze volatili e di umidità durante la cottura;
- 5°) riduce la proliferazione batterica·

Se non avete l'attrezzatura che controlla la temperatura in modo costante, basta immergere totalmente il sacchetto sottovuoto in una teglia ricolma di acqua, abbastanza profonda, metti la teglia in forno e il gioco è fatto·

La cottura a bassa temperatura sottovuoto indicata per i pasticcioni in cucina o per chi non è un maestro dei fornelli· Con la CBT dimenticate l'ansia da cucina, non rischierete più di rovinare costosi tagli di pesce o di carne, perché se seguirete qualche accorgimento e utilizzerete gli strumenti giusti, è impossibile sbagliare·

Il controllo della temperatura di cottura ad un grado preciso, permetterà che il cibo venga cucinato alla perfezione da bordo a bordo·

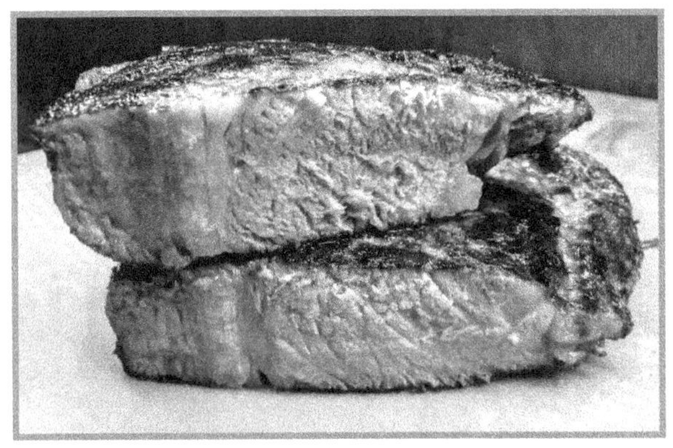

Anche se utilizzerete tagli di carne meno pregiati o costosi, proprio in questo caso vedrete come questa tecnica di cucina darà un vantaggio in più. La cottura ad una temperatura precisa per lungo tempo abbatterà il grasso ed andrà ad ammorbidire il tessuto connettivo. Avrete come risultato piatti incredibili con gli annessi benefici nutrizionali.

La cottura Sous Vide prevede tre fasi di preparazione:

1) La **preparazione della busta (Condimento)**
2) La **marinatura**
3) La **cottura**

Per non incappare in qualsiasi problema di cottura, è molto importante che i sacchetti siano completamente immersi, non siano troppo stretti o sovrapposti.
A temperature di cottura più alte i potrebbero fare l'effetto

palloncino. Per evitare questo fenomeno è meglio ancorarli.

Preparazione sacchetto sottovuoto

1° fase: Il Condimento

Utilizzare aromi come: carote, cipolla, peperoni, sedano, ed altro, non ammorbidiscono o insaporiscono il piatto come accade nella cucina tradizionale, perché la temperatura è troppo bassa per ammorbidire. Questo perché la maggior parte delle verdure una temperatura molto elevata rispetto alla carne e per questo motivo devono essere preparate a parte. Attenzione ad aggiungere l'aglio crudo, potrebbe dare dei risultati troppo forti e sgradevoli, sostituitelo con l'aglio in polvere in piccole quantità. L'utilizzo dell'olio extra vergine di oliva per le cotture di lunga durata, potrebbe generare un sapore metallico alla pietanza.

Non vi piacciono le pietanze dal sapore metallico? Nessun problema, basta utilizzare il vinaccio o qualsiasi olio che può tenere la cottura ad esempio l'olio di arachidi, resiste alle alte temperature per cotture di lunga durata.

2° fase: La Marinatura

La maggior parte della marinature contiene aceto e vino. Di questi due il vino rappresenta un vero problema. Il vino durante la cottura può presentare dei problemi al sottovuoto. Se l'alcol non viene cotto al di fuori, può passare da liquido a vapore dentro alla busta e rovinare la cottura omogenea della carne. La soluzione è semplice, basta cuocere l'alcol prima della cottura sottovuoto per risolvere il problema.

3°fase: La Cottura

Dopo aver scelto la busta corretta ed averci inserito i tuoi alimenti con eventuali marinature, devi metterla sottovuoto. Per eseguire questa operazione, le migliori macchine per il sottovuoto sono **"a campana"**, che permettono un sottovuoto quasi al 100 % e consentono di non estrarre i liquidi assieme all'aria.

Le migliori attrezzature permettono di andare ad inserire dei gas comprimibili dentro alle buste sottovuoto, aiutando ad allungare la durata degli alimenti cosi preparati. A operazione ultimata, è arrivato il momento della cottura, che dovrà essere eseguita immergendo le buste sottovuoto dentro dell'acqua mantenuta a temperatura costante.

Questo tipo di cottura non può avvenire in semplici pentole d'acqua, ma in pentole (o vasche di cottura) in cui l'acqua è scaldata e controllata da un Roner. Una Roner è uno strumento che, immerso in una vasca d'acqua, va a scaldarla ed analizzarla costantemente. Di base, attacca e stacca la propria resistenza per mantenere appunto l'acqua alla temperatura che abbiamo impostato. Generalmente, gli alimenti sottovuoto vengono cotti a bassa temperatura per mantenere inalterate al massino e caratteristiche nutrizionali degli alimenti da cuocere. Questo ovviamente implica che, andando a cuocere gli alimenti ad una temperatura più bassa del normale, dovremo allungare il tempo di cottura!

Quindi, non abbiate fretta: tempi di cottura prolungati a temperatura bassa e constante! Questo è il segreto per una buona cucina a bassa temperatura.

Non cercare di accorciare i tempi o rischierete di perdere tutti i vantaggi della Cucina a bassa temperatura!

Adesso che sappiamo i metodi di utilizzo della CBT, come usarla e quali strumenti ci servono, è importante sapere quali sono i tempi di cottura e le temperature da adottare.

TABELLA DI COTTURA E TEMPI

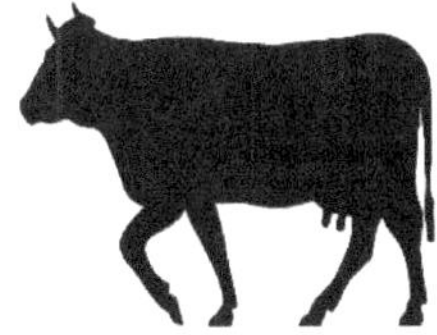

MANZO	ROSOLATURA	DURATA MEDIA DELLA COTTURA	TEMP. DEL FORNO	TEMP. AL CUORE
COSTOLETTE (1·200 KG)	5 MINUTI	2 ½ ORE	80° C	55° C (COTTO)
FETTINE 800 GR= 4 PORZIONI	30 SEC/PORZIONE	35 MINUTI	65 °C	
EMTRECOTES (200 GR)	1 MINUTO	40 MINUTI	80° C	55° C (COTTO)
FILETTO (800 GR)	4 MINUTI	1 ½ ORE	80° C	55° C (COTTO)
MEDAGLIONI (100 GR)	1 MINUTO	35 MINUTI	75° C	55° C (COTTO)
INVOLTINI (150 GR)	1 minuto	45 minuti	75° c	68°
PAVES (200 GR)	1 ½ ORE	45 MINUTI	80° C	55°C(COTTO)
ARROSTO	4 MINUTI	2 ORE	80° C	55°C(COTTO)
ARROSTO (2 KG)	10 MINUTI	3 ORE	80° C	55° C (COTTO)
RUMSTECK (800 GR)	4 MINUTI	2 ORE	80°C	55° C (COTTO)
STEAKS	1 MINUTO	45 MINUTI	75° C.	55°C

BISTECCA (200 GR)				(COTTO)

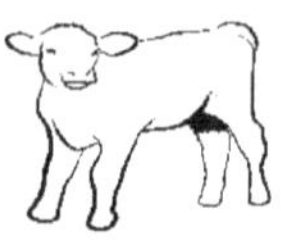

VITELLO	ROSOLATURA	DURATA MEDIA DELLA COTURA	TEMP. AL FORNO	TEMP. AL CUORE
CARRE' (1·200 KG)	5 MINUTI	2 3/4 ORE	80° C	60° C
COTOLETTE (200 GR)	1 ½ MINUTO	50 MINUTI	80° C	60° C
FETTINE (800 GR)	30 SCONDI A PORZIONE	40 MINUTI	65° C	
FILETTO DI SPALLA (400 GR)	3 minuti	1½ ora	80° c	60°c
FILET MIGNON (800 GR)	4 MINUTI	1¾ ORA	80° C	60° C
MEDAGLIONI (100 GR)	1 MINUTO	45 MINUTI	75° C	55° C
SCALOPPINE PICCOLE	1 MINUTO	40 MINUTI	65°C	
ARROSTO (COLLO-3,500	10 MINUTI	4 ORE	80°C	60°C

KG)				
STEAKS (200 GR)	1 MINUTO	50 minuti	75° c	60°C
INVOLTINI (150 GR)	1 MINUTO	45 MINUTI	75° C	68° C

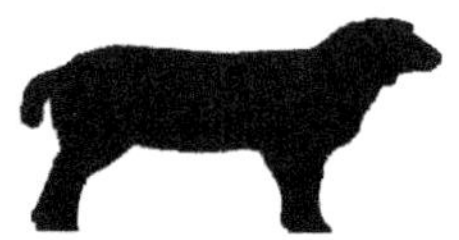

AGNELLO	ROSOLTURA	DURATA MEDIA DELLA COTTURA	TEMP. DEL FORNO	TEMP. DEL CUORE
CARRE 400 GR	2½ MINUTI	1½ ORA	80° C	55° C (COTTO)
COTOLETTE (100 GR)	1 MINUTO	35 MINUTI	75° C	55° C (COTTO)
FETTINE, FILETTO (800 GR)	30 SEC. A PORZIONE	35 MINUTI	65° C	
FILETTO DI SELLA 200 GR	1 MINUTO	45 MINUTI	75° C	55° C (COTTO)
COSCIOTTO CON OSSO (200 GR)	10 MINUTI	3½ ORE	80° C	60° C
COSCIOTTO SENZA OSSO (1.300 KG)	6 MINUTI	3 H ORE	80° C	60° C

BISTECCA DI COSCIA 200 GR	1 MINUTO	55 MINUTI	75° C	60° C

BISTECCA DI COSCIA 200 GR	1 MINUTO	55 MINUTI	75° C	60° C

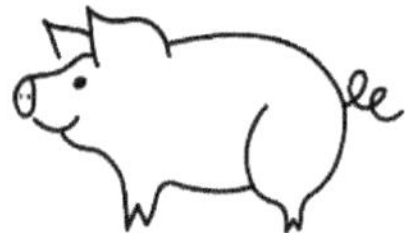

MAIALE	ROSOLATURA	DURATA MEDIA DELLA COTTURA	REMP. DEL FORNO	TEMP. AL CUORE
CARRE (1·200 GR)	5 MINUTI	3¼ ORA	80°C	65°C
COTOLETTE (200 GR)	1½ MINUTO	55 MINUTI	80° C	65° C
FILET MIGNON (400 GR)	3 MINUTI	1½ ORE	80°C	65° C
MEDAGLIONI (80 GR)	1 MINUTO	50 MINUTI	75° C	65° C

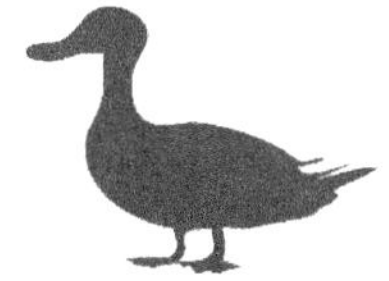

ANATRA	ROSOLATURA	DURATA MEDIA DELLA COTTURA	TEMP. DEL FORNO	TEMP. AL CUORE
MAGRET (200 GR)	3 MINUTI	1 ORA	80° C	65° C

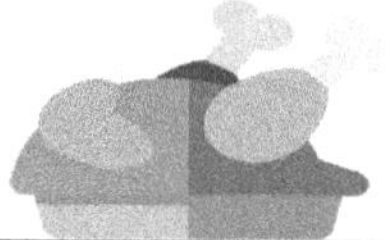

TACCHINO	ROSOLATURA	DURATA MEDIA DELLA COTTURA	TEMP· DEL FORNO	TEMP· AL CUORE
FILET (1·500 KG)	6 MINUTI	2¾ ORA	90° C	68°C

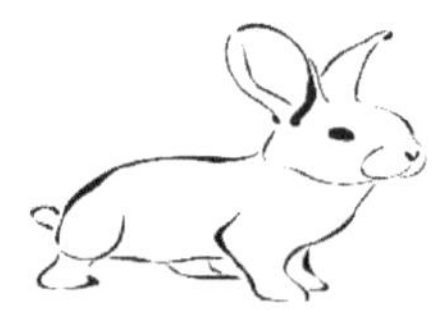

CONIGLIO	ROSOLATURA	DURATA MEDIA DELLA COTTURA	TEMP· AL FORNO	TEMP AL CUORE
COSCIE	1 ½ ORA	80° C	68° C	

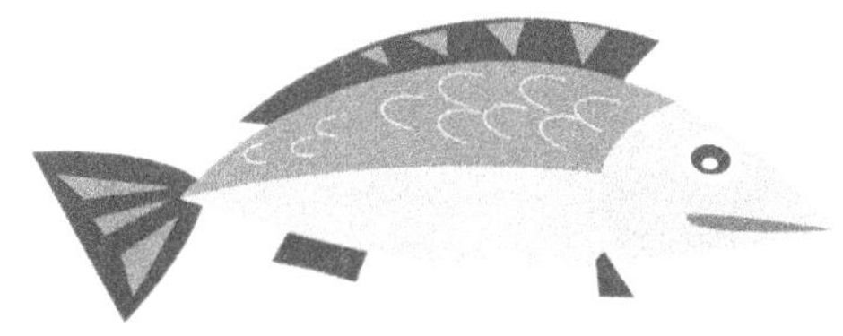

PESCE	ROSOLATURA	DURATA MEDIA DELLA COTTURA	TEMP. FORNO	TEMP. CUORE
MUGGINE, MERLUZZO (150 GR)	1 minuto	35 minuti	70° c	51°C a 54° C
TROTE, OMBRINE (150 GR)	30 SEC	25 MINUTI	65° C	51°C a 54° C
SALMONE (150 GR)	1 minuto	25 a 35 minuti	70° c	45° rosa /54° C Cotto
TONNO, SPADA (150 GR)	1 minuto	20 a 35 minuti	70° c	40° C AL SANGUE

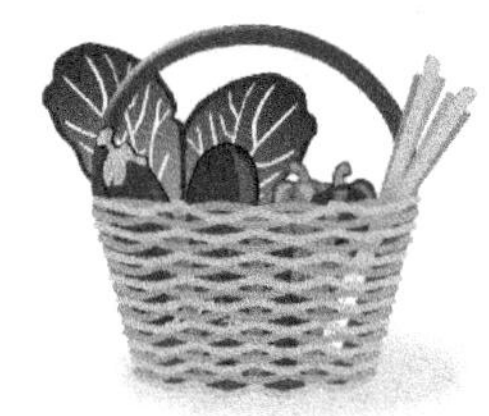

LE VERDURE

PRODOTTO	TEMPERATURA	TEMPO
AGLIO CANDITO	85° C	1H
AGLIO TENERO	85° C	10-25'
ASPARAGI BIANCHI	85° C	40'
ASPARAGI VERDI	85° C	24'
BABY CAROTA	85° C	16-20'
BABY ZUCCHINA	85° C	20'
BARBABIETOLA	85° C	2'
BIETOLA	85° C	15'
CARCIOFO	85°C	25-45'
CAROTA	85°C	45-55'

CAVOLFIORE	85° C	40'
CIPOLLA D'INVERNO	85°C	30'
FAVE SURGELATE	85°C	20'
FINOCCHIO	85° C	50'
FUNGHI	85°C	15'
MELA COTOGNA	85° C	45'
PAK CHOY	85° C	6'
PASTINACA	85° C	10'
PATAT DOLCE	90° C	50'
PATATA FISARMONICA 1 CM	85° C	25'
PATATA GUARNIZIONE	90° C	50'
PATATA INTERNA	85° C	3 H
PEPERONE	80° C	50'
PISELLI SURGELATI	85° C	15'
RABARBARO	61° C	1 H
RAPA	85° C	20-40'
RAPA NERA	85° C	20-25'
RAVANELLI	85° C	5'
RUTABAGA	85° C	16'
SCORZO BIANCA	85° C	14'
SEDANO RAPA	85° C	30'
SPINACI	85° C	15'

ZUCCA	85° C	12-15'
ZUCCHINA	85°C	14-15'

Vediamo ora quali sono gli errori d non commettere quando usiamo il metodo della cucina a bassa temperatura:

1) La CBT non vuole sostituire gli altri metodi di cucina:

 La cottura a bassa temperatura non vuole sostituirsi ai forni, fornelli o barbecue, non vuole rivisitare tutti i piatti della tradizione che possono essere fatti soltanto, con metodologie diverse, la CBT è semplicemente una metodologia di cottura che va ad esaltare alcuni cibi.

2) Non sotto valutare la scelta degli ingredienti:

È vero che la tecnica della CBT va ad esaltare il sapore delle nostre preparazioni, anche se la qualità dei cibi non è ottima. Però quando decidiamo di cucinare con questa metodologia è sempre meglio avere dinnanzi a se, cibi perfetti.

Molto importante è anche il modo in cui vengono maneggiati gli alimenti. Le mani devono essere sempre pulite. Si consiglia l'utilizzo di guanti usa e getta, i sacchetti devono essere conservati un luogo asciutto e privo di umidità, onde evitare eventuali danneggiamenti del sacchetto.

3) Utilizzare attrezzature non adeguate:

La Cbt fatta bene necessita di un sistema di cottura che mantenga la temperatura costante come previsto.

L'unico ambiente che può farlo è una camera satura di acqua oppure di vapore.

Alcuni forni professionali riesco ad avvicinarsi alle necessità di questa cottura, ma bisogna prestare attenzione o si otterranno risultai mediocri.

Attenzione anche alla macchina per il sottovuoto: per avere ottimi risultati abbiamo bisogno di una macchina per il sottovuoto a campana non a estrazione esterna.

4) Non seguire tempi e temperature non corrette:

L'esperienza dei cuochi e lo studio di queste tecnica ci permette di poter attingere a delle tabelle affidabili che riportano i tempi e le temperature adatte ad ogni alimento da cucinare con la CBT.

Ogni ingrediente, taglio di carne, frutta e verdura possiede la sua temperatura di denaturazione proteica, quindi, un tempo di cottura necessario per ottenere un ottimo risultato. Se volete ottenere ottimi risultati seguite sempre le tabelle con i rispettivi tempi. E non abbiate fretta di cucinare subito, più si aspetta migliore sarà il risultato.

LE RICETTE

Eccoci giunti alla parte più gustosa del nostro E-book. Abbiamo visto cosa serve per cucinare con la cucina bassa temperatura, gli strumenti che servono, e come funziona. E' arrivato il momento di mostrarvi una serie di ricette semplici e facili per principianti, per mettervi all'opera e incominciare a impasticciarvi le mani.

Vi ricordo che queste ricette possono essere eseguite anche con i semplici sacchetti Cuki adatti alla cottura, una pentola alta e capiente e un termometro per alimenti. Schiacciate il sacchetto per far uscire l'aria, oppure utilizzate una cannuccia e aspirate l'aria, poi fate un bel nodo al sacchetto e cucinate. Una volta provate queste ricette non vorrete mai più abbandonare la tecnica della cucina a bassa temperatura, e scoprirete che alcuni alimenti, come le uova, posso essere cotti con la CBT. Adesso basta teoria, è arrivato il momento di azionare i vostri strumenti e di immergerci nel mondo della cucina CBT. Preparate le vostre cucine, in alto i vostri cucchiai, aprite i sacchetti del sottovuoto, adesso si inizia a cucinare.

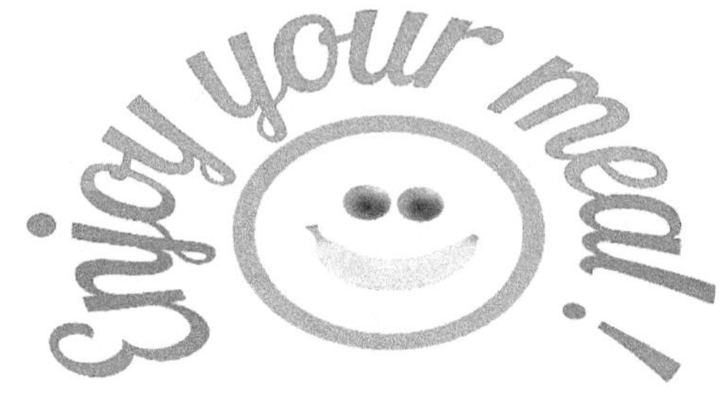

Buon Appetito!

VITELLO TONNATO

Ingredienti per 6 persone:

- Girello da 1,5 KG

- Pepe nero q.b.

- Sale q.b.

Salsa tonnata:

- Maionese q.b.

- Capperi sotto sale q.b.

- 3 acciughe sott' olio

- Miso

- 200 gr di tonno sotto olio

Pulite bene il girello da eventuali residui rimasti e cospargetelo di sale e pepe. Fatelo rosolare in padella per creare una bella crosticina scura. Mettetelo sottovuoto e fatelo cucinare per 6 – 7 ore a 56° C. Abbatte tramite il metodo di acqua e ghiaccio e fatelo riposare in frigo un paio di ore. Prima di servirlo, un paio di ore prima, tiratelo fuori per portarlo a temperatura ambiente. Nel frattempo preparate la salsa tonnata. Mettete in una ciotola la maionese, il tonno, i capperi precedentemente dissalati, il miso e le acciughe. Frullate il tutto fino ad ottenere una cremina. Affettate il vitello tonnato a fettine sottili, più sottili che potete. Se avete una affettatrice sarebbe la cosa migliore. Disponete le fette in un piatto e aggiungete la salsa tonnata al centro del piatto, in modo che ogni ospite possa prenderne quanto ne vuole.

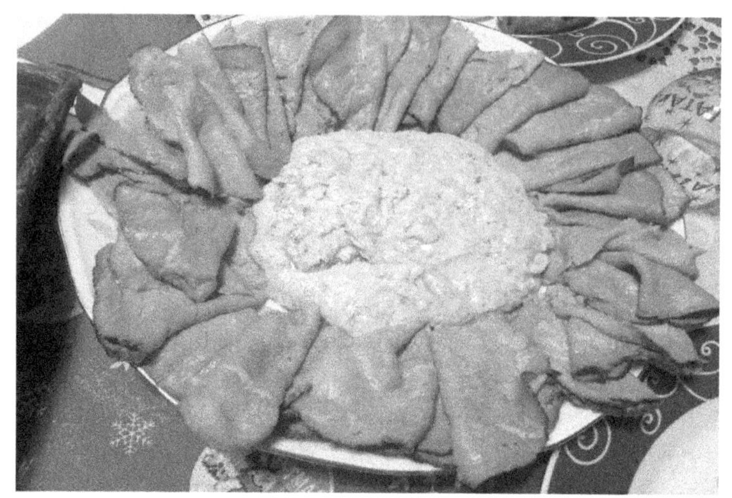

PATE' DI FEGATO DI MANZO

Ingredienti per 4 persone:

- 500 gr di fegato di manzo

- 200 gr di burro

- 2 acciughe sotto sale

- 200 gr di guanciale

- 2 cipolle

- Madeira q.b. o Marsala

- Sale q.b.

- Pepe q.b.

Procedimento

Pulite il fegato e fatelo a piccolo pezzetti. Adesso fate a cubetti il guanciale e rosolateli insieme in padella. Tagliate le cipolle alla julienne e mettetele da parte. Fate appassire le cipolle, aggiungendo sale, pepe e acciughe e sfumate con il Madeira (oppure Marsala) in padella. Mettete il fegato con le cipolle caramellate sottovuoto aggiungendo anche una foglia di alloro se volete. Cucinate a 72° C per 1 ora. Una volta pronto abbattete la pietanza con acqua e ghiaccio fatelo riposare per 1 ora in frigo. Passato il tempo di riposo, il piatto è pronto per essere servito. Ovviante riscaldatelo un po' prima di servirlo.

ZUCCHINE

Ingredienti per 4 persone:

- 600 gr di zucchine
- Olio extravergine di oliva
- Sale e pepe

Procedimento

Lavate le zucchine ed eliminate le estremità e tagliatele a rondelle alte circa 5 mm. Conditele con olio e sale e pepe. Inserite le zucchine condite dentro il sacchetto e chiudete sottovuoto cercando di non sovrapporle una su l'altra. Mettete il sacchetto in cottura a 80° C per 5 minuti. Una volta cotte potete oppure saltatele in padella con aglio e olio. In alternativa raffreddatele e conservatele, o potete anche frullarle per creare una crema vellutata di zucchine aromatizzandola con del basilico.

P.S.: con questa stessa ricetta potete cucinare anche le melanzane.

PATATE

Ingredienti per 4 persone:

- 1 Kg di patate
- 20 gr di sale
- 40 ml di olio extravergine di oliva

Procedimento

Tagliate e pelate le patate nella forma che desiderate. Mettete le patate nel sacchetto del sottovuoto e aggiungete l'olio e il sale. Date una piccola mescolata, appiattite le patate in modo da farle espandere nel sacchetto e non siano una sopra l'altra. Aspirare l'aria. Cucinare a 100° per 20/25 minuti in base alla grandezza della patate. Se volete essere sicuri della cottura esatta, basta schiacciare un po' la busta. Se sono morbide allora sono pronte. Abbatte con acqua e ghiaccio.

UOVA

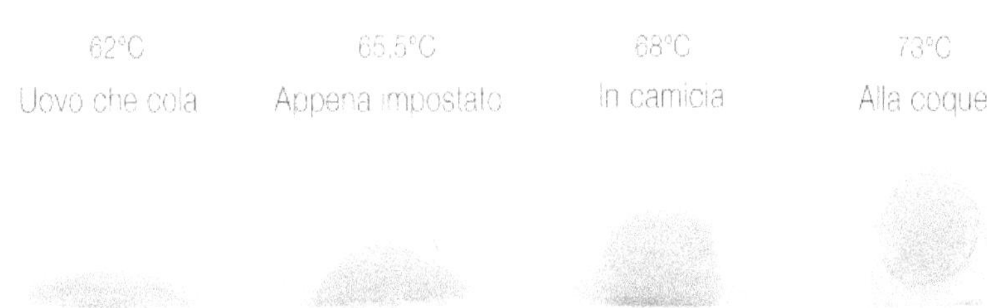

Tuorlo che cola

Avrà poco spessore, il tuorlo sarà liquido e i bianchi resistono a malapena· Una idea potrebbe essere spalmarlo sul appena pane tostato o amalgamare insieme alla pasta· A 62° C per 45 minuti·

Uovo cremoso e morbido

Il tuorlo è cremoso e i bianche sono gelatinosi· Per essere mangiato in ogni modo si preferisce· A 65,5° C per 45 minuti

Medio in camicia

Il tuorlo è l'albume mantengono la loro forma quando viene tagliato· A 68°C per 45 minuti·

Alla Coque

Il tuorlo di uovo rimane sodo e i bianchi non si muovono.
Ottimo per insalate. ZA 73° C per 45 minuti.

CACIO E PEPE CON LA NDUJA

Ingredienti per 4 persone:

- 20 gr di pecorino romano
- 140 gr di acqua
- 30 gr di nduja
- Pasta q.b.
- Pepe nero q.b.

Procedimento

Mettete in una ciotola tutto il formaggio, l'acqua e mescolate bene. Poi trasferite il tutto in un sacchetto sottovuoto. P. S in questo caso con i liquidi vi consiglio di utilizzare la macchina per il sottovuoto a campana, l'unica che riesce a chiudere sottovuoto anche i liquidi! Trasferite il tutto immerso nell'acqua a 55° C per 10-15 minuti. Quando la pasta sarà cotta, mettetela

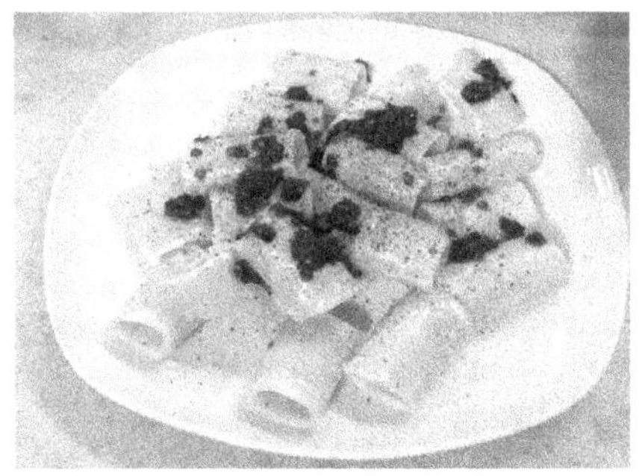

in una ciotola e versate la salsa. A questo punto prendete la nduja mettetela in padella e fatela sciogliere. Una volta sciolta versatela sulla pasta. Se volete potete mettere anche la nduja insieme agli altri ingredienti, cosi creerete una salsa con la nduja.

CUORE E ORECCHIETTE

Ingredienti per 4 persone

- 200 gr di cuore di bovino

- 240 gr di farina di semola di grano duro

- 120 gr di acqua calda

- Sale q.b.

- Olio q.b.

- Zucchero q.b.

- Pepe q.b.

- Paprica q.b.

- 1 spicchio d' aglio fresco

Procedimento

Immergere il cuore in una salamoia di sale e zucchero, lasciatelo marinare per almeno 1 ora. A marinatura completata tamponate il cuore con un canovaccio, spolverizzate sopra il pepe e la paprica, insieme ad altri aromi a vostro piacere e mette il tutto sottovuoto. Cuocere per 7 ore a 52°. A termine cottura uscite il cuore dal sacchetto e fatelo riposare giusto il tempo di cottura delle orecchiette.

Adesso prepariamo le orecchiette, se non volete farle, potete benissimo usare quelle già pronte, anche se la pasta fatta in casa farà guadagnare punti al vostro piatto. Impastate la semola con l'acqua calda in cui sciogliamo un pizzico di sale. Impastate fino ad ottenere una bella palla soda e compatta, morbida ed elastica. Create un cilindro da circa 1 cm di diametro. Tagliate delle sezioni di circa 1 cm, passatevi sopra la lama del coltello molto inclinato, in modo da trascinarla sulla spianatoia. Si creerà un dischetto concavo che dovete rivoltare con la punta del pollice. A questo punto mettetelo ad asciugare.

Prendete una padella con su un filo di olio, fate scaldare l'olio a fiamma dolce aromatizzando con dell'aglio fresco schiacciato, in modo che si sprigioni un maggior aroma. Ha questo punto lessate le e poi ripassate in padella con l'olio precedentemente riscaldato. Terminate il piatto con il cuore a fettine, saltato in padella per qualche istante.

Vi consiglio di accompagnare il piatto con un bel vino Pinot Nero.

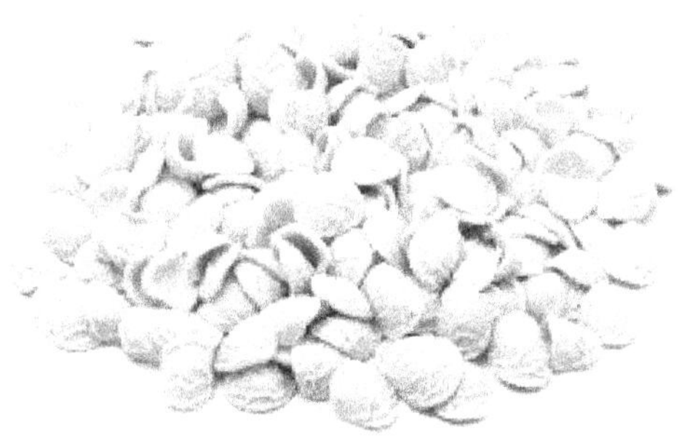

FILETTO DI BRANZINO

Ingredienti per 4 persone:

- 2 branzini da 800 gr l'uno
- 1 uno spicchio di aglio
- Olio extravergine
- Sale e pepe

Procedimento

Lavate, squamate e sfilettate i branzini per ottenere 4 filetti. Conditeli con olio, sale e pepe. Disponete i branzini in modo parallelo, l'uno accanto all'altro lasciando tra di loro qualche centimetro di spazio. A questo punto confezionateli sottovuoto con uno spicchio di aglio. ATTENZIONE! Se volete potete mettere lo spicchio di aglio per intero ma otterrete un sapore molto forte, quindi se non volete ottenere un sapore di aglio troppo deciso utilizzate l'aglio in polvere, più indicato per questo tipo di cottura, ovviamente de gustibus!

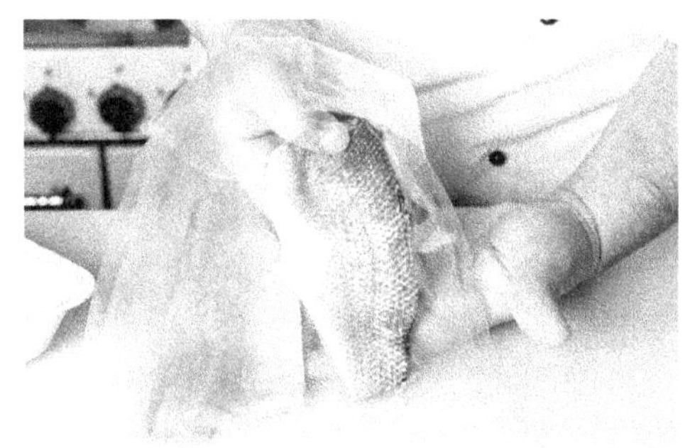

Immergete i filetti in cottura a 65° C per 12 minuti· Una volta cotto fate raffreddare e conservate, oppure consumate direttamente i filetti di branzino accompagnandoli volete con delle zucchine grigliate, o con una casseruola di fagioli cotti· Potete anche servire i filetti di branzino su una fetta di pane aromatizzata al rosmarino, gratinata per alcuni secondi in grill nel forno·

BACCALA' CON VERDURE

Ingredienti per 4 persone:

- 4 carote

- 4 zucchine

- 1 peperone

- 6 etti di baccalà

- Olio extravergine

- Pepe q.b.

- Aglio (meglio se in polvere)

- Latte

Procedimento

Sbucciate le carote, pulite le zucchine e privatele dei fiori, pulite il peperone e tagliate e quadratini le verdure. Mettete le verdure sottovuoto e cucinate a 70° per 15 minuti. Una volta cotte mettetele in abbattitore (acqua e ghiaccio) per bloccare la cottura. Adesso mettete il baccalà sottovuoto con un filo di olio extravergine di oliva e pepe. Cucinate a 65° per 7 minuti. Mettete l'aglio in infusione con il latte. Dopo qualche ora inserite il composto di latte e aglio in un frullatore a immersione e frullate. Lasciate riposare fino al termine della preparazione. Togliete le verdure e il baccalà sottovuoto e impattate il tutto con il composto di aglio e latte precedentemente preparato. Il piatto è pronto!

CALAMARO CON VERDURE CROCCATI

Ingredienti per 4 persone:

- 200 gr di calamari
- 1 zucchina
- Pepe q·b·
- Sale q·b·
- Olio extravergine q·b·

Preparazione

Puliamo i calamari e mettiamoli da parte· Prendete le carote e le zucchine, tagliatele a bastoncini della lunghezza del calamaro e saltateli in padlla a fuoco dolce con un pochino di olio e sale· Mettiamo sottovuoto i calamari e cucinateli a 52° per 15 minuti· Appena cotti raffreddiamo con acqua e ghiaccio per bloccare la cottura· Successivamente riempiamo i calamari con le verdure e risoliamo in padella 1 minuto per lato· Impiattate a vostro piacimento·

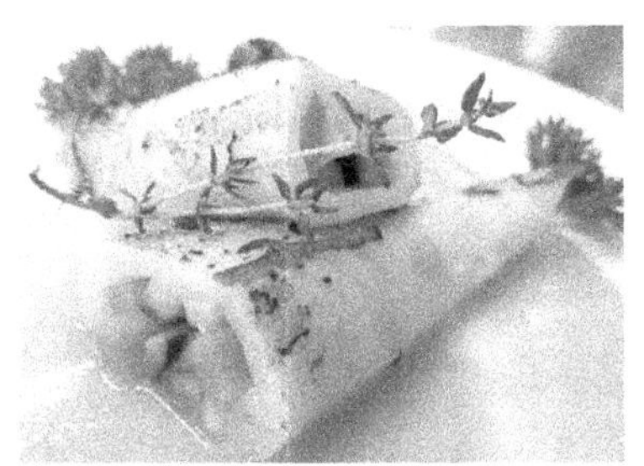

PETTO DI POLLO

Ingredienti per 4 persone:

- 2 filetti di pollo

- 1 limone

- 2 spicchi di aglio

- 1 rametto di rosmarino

- Olio extravergine di oliva

- Sale e pepe

Preparazione

Pulite i petti di pollo e tagliateli a metà per ottenere 4 parti uguali tra loro. Condite i petti di pollo con sale, pepe e olio. Confezionate il tutto sottovuoto con aglio e rosmarino, unendo anche il limone a spicchi. Mettete il sacchetto in cottura a 75° C per 25 minuti.

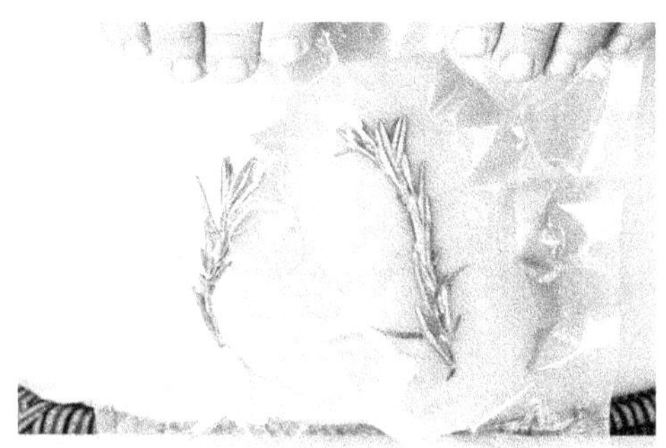

Se non dovete mangiarlo subito raffreddatelo e conservatelo, oppure aprite il sacchetto sottovuoto e consumate il petto di pollo, magari per prepararvi un sandwich oppure una bella insalata di pollo. Se volete potete anche grigliare i petti di pollo per un paio di minuti per ottenere in gusto più deciso.

CONIGLIO CON POMODORI E VERDURE

Ingredienti per 4 persone:

Julienne

- 2 kg di coniglio
- 1 bicchiere di vino bianco
- Pepe nero
- Sale
  aceto
- Peperoncino
  cuore di bue
- Timo
- Santoreggia
- 2 cucchiai di olio extravergine di oliva
- 1 arancia fresca

Ingredienti Verdure alla

~ 2 zucchine

~ 2 carote

~ 1 arancia

~ 1 cucchiaio di

~ 2 pomodori

~ Basilico

~1 cucchiaio di olio

Procedimento

Per prima cosa disossate il coniglio, tagliatelo a pezzettini, lavatelo e asciugatelo. Tenetelo a bagno per 30 minuti in acqua con uno spicchio di arancia e limone. Asciugate il coniglio e marinatelo con le spezie, le erbe aromatiche, il vino bianco e il succo di arancia per 1 ora· Inserite i pezzetti di coniglio con la sua marinatura nel sacchetto del sottovuoto e aspirate l'aria· Cuocere a 80° per 40 minuti· Tagliate i pomodori e aromatizzateli con olio e basilico tritato· Affettate gli ortaggi alla julienne, marinateli con il succo di arancia, pepe, erbe aromatiche e mettete in frigo per 30 minuti· Cotto il coniglio toglietelo dalla busta del sottovuoto e conservate qualche goccia del condimento· Il coniglio è pronto per l'appiattamento·

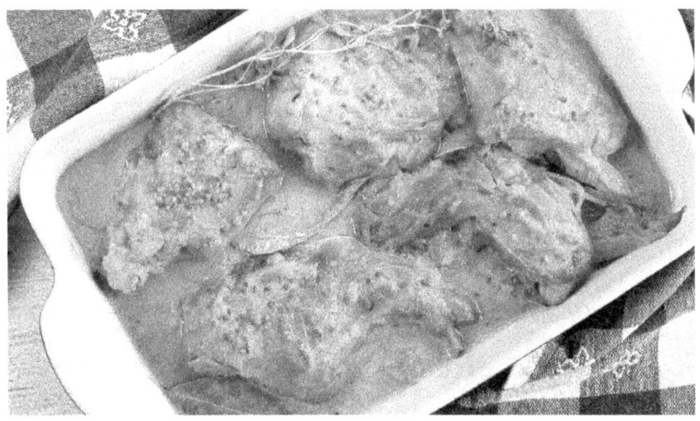

FILETTO AL PEPE VERDE

Ingredienti per 4 persone:

- 1 filetto alto 3 dita
- 1 bicchierino di cognac
- 2 bicchierini di liquore Madera o Marsala
- 20 gr di burro
- 100 ml di panna fresca
- 4/5 Granelli di pepe verde
- Sale q.b.

Procedimento

Legate il filetto in modo che mantenga la forma e salatelo. Sciogliere il burro e a fiamma alta rosolate il filetto lato per lato per qualche minuto. Poi sfumate con il cognac. Lasciate evaporare l'alcool. A questo punto tirate fuori il filetto, asciugatelo con un panno di carta e conditelo con pochi grani di pepe rosa schiacciati, mette la padella con il burro da parte. Prendete il filetto e chiudetelo con il sottovuoto. Cucinate il filetto a 55° C per 1 ora. Finita la cottura se dovete mangiarlo subito fatelo raffreddare, altrimenti con il metodo di acqua e ghiaccio abbattetelo ad una temperatura di 3° C e conservatelo in frigo. Una volta cotto prendete la padella con il burro messo da parte, unite un cucchiaio di pepe verde con il Matera, o in alternativa un po' di Marsala. Aggiungete la panna e iniziate a farla stringere, unite il cognac, inserite il filetto e lasciate in saporire per 4-5 minuti.

Aggiustate con il sale se necessario.

La cottura in CBT renderà la carne rosea, morbida e perfettamente cotta.

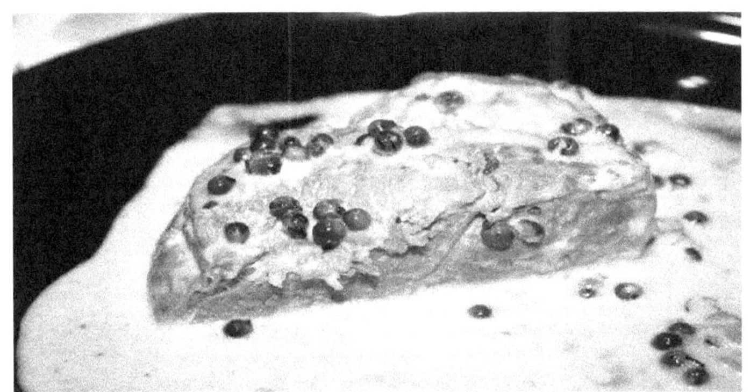

OSSO BUCO CON CIPOLLE

Ingredienti per 4 persone:

- 4 osso buchi di scottona

- 7 cipolle bianche

- 4 fette di pancetta

- Salvia q·b·

- 1 bicchiere di vino bianco

- ½ di brodo di carne

- Olio di oliva extravergine

- Sale e pepe nero q·b·

Procedimento

Schiacciate l'osso buco velocemente per eliminare eventuali residui di schegge di ossa, incidete la fascia connettivale esterna in modo che non si arricci in cottura, salate e pepate a piacere· Mettete l'ossobuco sottovuoto e cucinate a 68° C per 12 ore· Prendete le cipolle, tagliatele finemente, inseritele in una padella e fate soffriggere fin quando la cipolla avrà un aspetto dorato· In un'altra padella fate soffriggere la pancetta tagliata a cubetti·

Unite la pancetta alla cipolla e versate il brodo di carne. Fatelo restringere, in base ai vostri gusti. Se volete renderlo più cremoso aggiungete un cucchiaio di maizena, a fine cottura. Prendete dal sacchetto l'osso buco e sfumatelo in padella con del vino bianco.

A questo punto versate sull'osso buco il composto di pancetta e cipolle sopra, il piatto è pronto.

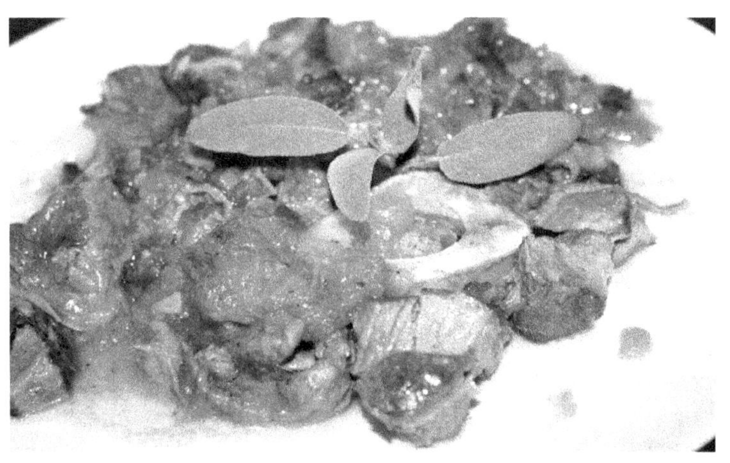

BRASATO AL BAROLO

Ingredienti per 4 persone:

- 1,5 Kg di Cappello del prete
- 300 gr di carote
- 220 gr di sedano
- 220 gr di cipolla
- 2 Cotenna di suino
- Burro q.b. (per rosolare la carne)
- 750 ml di Barolo
- 2 spicchi di aglio
- 1 cucchiaio di concentrato di pomodoro
- Zucchero q.b.
- Aromi q.b.
- Pepe q.b.
- Sale q.b.

Procedimento

Prepariamo il soffritto di sedano, carote e cipolle. Passate il cannello sulle cotiche per eliminare eventuali peli, ma se non avete il cannello passate le cotiche sul fuoco· Mentre il soffritto sta cuocendo, sbollentate le cotiche per 10 minuti, precedentemente tagliate a striscette· Quando il soffritto è pronto, stemperate il tutto con un cucchiaio di concentrato di pomodoro in un po' di acqua e un cucchiaio di zucchero, versate nel soffritto· Fatelo raffreddare· Vi consiglio di sfumare con il vino il branzino a fine cottura; non inserite il vino ne sacchetto per evitare spiacevoli avvenimenti di rottura durante la cottura· Fate raffreddare tutto, comprese le cotiche· Una volta freddi inserite tutto nel sacchetto e aspirate l'aria· Cucinate a 67° C per circa 24 ore· Una volta pronto abbattetelo con acqua e ghiaccio è fatelo riposare per 1 ora in frigo· Mi raccomando uscite qualche ora prima il brasato, prima di essere servito· Se volete potete riscaldarlo sempre a 55° C per qualche minuto in modo da rigenerare i succhi e facilitare il taglio·

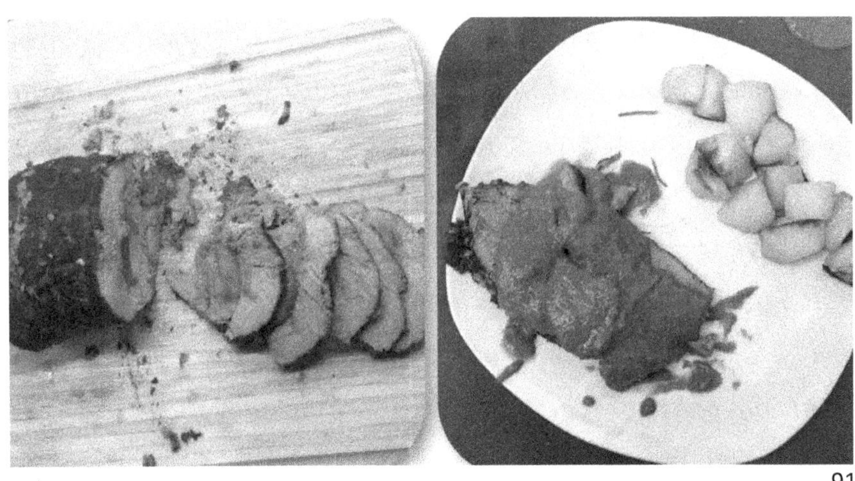

PATTY BURGER

Ingredienti per 4 persone:

- 4 Buns (Panini per Hamburger)
- 500 gr di carne bovina macinata
- 100 gr di formaggi di pecora
- 40 gr di confettura di ciliege
- Olio di oliva extravergine
- Burro q.b. (per spennellare i Buns)
- Lattuga q.b.

Procedimento

Aggiungete un pizzico di sale alla carne macinata e mescolate per bene. Per porzionare la carne prendete dei coppa pasta. Dovete contare circa 120 gr a Buns (Hamburger). Mettete gli hamburger sottovuoto e cucinateli a 52° C per 2 ore. Impostate qualche grado in meno se li volete al sangue. Non teneteli di meno. **Ricordatevi che la carica batterica contenuta nella carne macinata è molto più alta di quella contenuta nelle bistecche, quindi per essere sicuri ed ottenere un'ottima pastorizzazione della carne, tenetela in cottura per almeno 2 ore.** Una volta cotti prendete i vostri hamburger e fateli raffreddare ad una temperatura di 3 gradi C, utilizzando il metodo del ghiaccio con acqua· Adesso potete assemblare il vostro Patty Burger· Unite il formaggio alla confettura· Prendete i panini, spennellateli con il burro fuso e metteteli sotto il grill del forno per qualche minuto· Quando saranno dorati e tostati tirateli fuori· Adesso tirate fuori i vostri hamburger di carne e asciugateli con un panno di carta, spennellate sopra un po' di olio e burro e passateli in padella· Passateli in padella per 30 secondi a lato· Spalmate sulla parte superiori dei Buns il composto di confettura e formaggio, mettete l'hamburger e la lattuga sopra· Il Patty Burger è pronto·

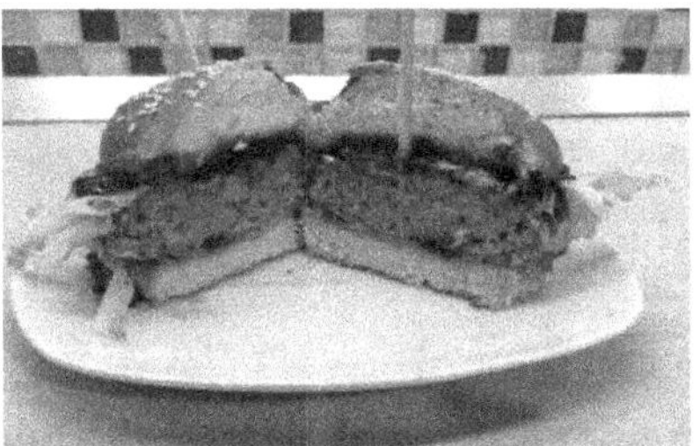

CREME BRULEE

Ingredienti per 4 persone:

- 60 gr di tuorlo di uovo

- 35 gr di zucchero semolato

- 225 gr di panna fresca

- 1 pizzico di sale abbondante

- ¼ di semi di bacca di vaniglia

- Zucchero di canna per creare lo specchio di caramello sulla superficie.

Sorpresa! Ecco a voi una ricetta con il metodo della vaso cottura tramite la tecnica della cucina a bassa temperatura. Ebbene sì anche la vaso cottura può essere utilizza con la CBT. La teoria ci ha insegnato che con la CBT possiamo cuocere dentro l'acqua qualsiasi alimento sottovuoto o comunque sigillato. Dunque potete utilizzare dei vasetti weck in vetro per utilizzare la tecnica della cottura a bassa temperatura.

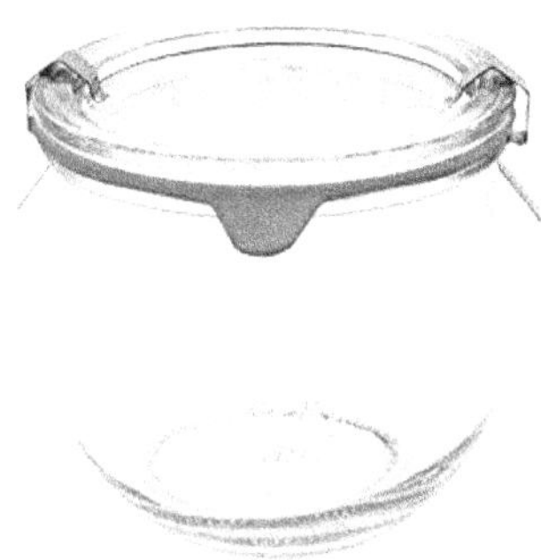

Immagine 1: Vasetto Weck

La cosa importante è tenere sempre sotto controllo la temperatura· Anche l'uovo può essere cotto con la vaso cottura, ma non superate gli 85° C altrimenti l'uovo coagula e quindi straccia· È importante saper controllare a Doc la temperatura a bassa temperatura e far sì che questa si mantenga al di sotto della temperatura di coagulazione, quando vogliamo per esempio cuocere una crema· Ora passiamo al procedimento:

Riempite un contenitore di plastica abbastanza capiente da almeno 3 / 4 cm di altezza, tanto da superare l'altezza dei vasetti di vetro, posizionati al suo interno· Inserite il vasetto nel Roner è impostate una temperatura tra gli 80°-80,5° per 1 ora·

Rompete le uova e dividete i tuorli dagli albumi· Aggiungete lo zucchero i e mescolare con la frusta in modo da amalgamare per bene· Aggiungere un pizzico di sale, la vaniglia e la panna· Mescolate cercando di non incorporare troppa aria· Passate il composto in un colino per eliminare eventuali grumi, fate riposare il composto per 20/30 minuti· Togliete l'eventuale schiuma che si è formata in superficie· Versate il composto dentro i vasetti di vetro, chiudete i vasetti e inseriteli dentro il Roner, non appena l'acqua ha raggiunto la temperatura ideale· Coprite con della pellicola la ciotola e con una coperta sopra· La pellicola serve a non far evaporare l'acqua rapidamente, mentre la coperta limita la pressione del calore· Per questo è necessario utilizzare una ciotola di plastica e non di metallo· Dopo un 'ora prelevate i vasetti, attenzione che scotta! Preparate una ciotola con acqua e ghiaccio e inserite i vasetti· Una volta freddi potete conservare i vasetti per 1 settimana in frigo·

Quando dovrete servire la creme brulle, rimuovere i gancetti dei vasetti in modo da far entrare l'aria· Coprite la superficie della creme brulle con uno strato di zucchero di canna· Passate un caramellizzatore sulla superficie muovendoti di continuo per scaldare lo zucchero, cosi non si brucerà, fin quando non apparirà uno specchio di caramello· Lasciate raffreddare lo specchio e servite·

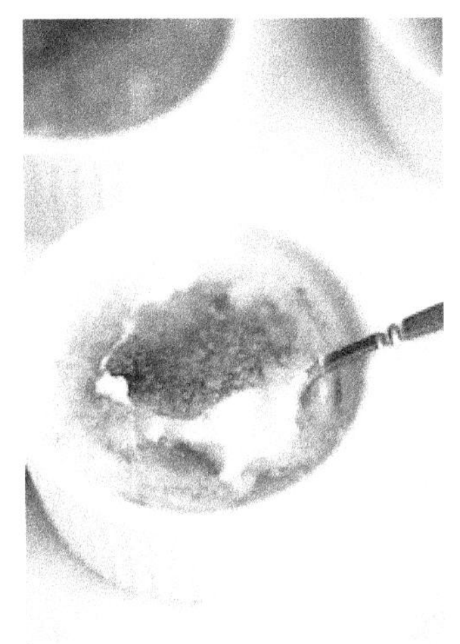

CREMA DI CASTAGNE

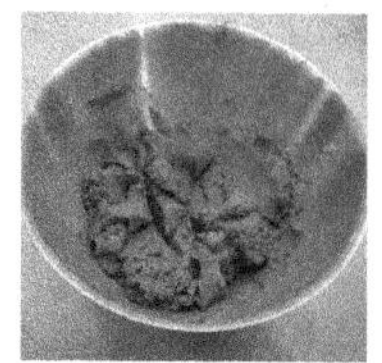

Ingredienti per 4 persone:

- 550 gr di castagne

- 39 gr di rum

- 357 gr di latte

- 16 gr di cacao amaro in polvere

- 94 gr di zucchero

Procedimento

Incidete le castagne a croce. Mettete un po' di castagne su un piattino e passatele in microonde per 2-3 minuti alla massima potenza. Vedrete che si sgusceranno facilmente. Sgusciatele e schiacciatele, mettete sottovuoto. Cucinate a 70° C per 16 ore. Appena pronte mettete con il latte in un pentolino e cuocete per 20 minuti. Scolate le castagne e conservate il liquido che hanno perso. Adesso prendete le castagne cotte e passatele nello schiaccia patate. Dovranno ridursi in polvere. Aggiungete gli altri ingredienti e mescolate. Mentre mescolate aggiungete il latte nel quale avete fatto cuocere le castagne, gradualmente, regolatevi voi in base alla consistenza che volete ottenere. La crema è pronta.

PESCHE SCIROPPATE

Ingredienti:

- 1 Kg di pesche

- 300 gr di acqua
- 300 gr di zucchero

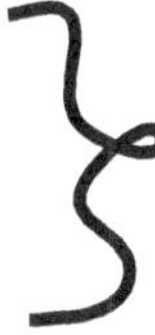

Sciroppo di zucchero 600 gr

Procedimento

Per creare lo sciroppo di zucchero dovete unire 300 gr di zucchero e 300 gr di acqua in una padella. Portare il composto a bollore. Non appena lo zucchero prenderà un colore bianco e trasparente lo sciroppo è pronto. Se siete pigri e non volete prepararlo compratelo già pronto, ne serviranno solo 600 gr.

Lavate le pesce e tagliatele a fette sottili· Prendete una ciotola e riempitela di acqua e ghiaccio, dove andrete ad inserire la pesche tagliate per renderle più croccanti· Lasciate riposare per 30 minuti· Una volta pronta inserite le pesche e lo sciroppo di zucchero nel sacchetto del sottovuoto ed aspirate l'aria· Cucinate a 65° per 20 minuti· A cottura pronta le pesche saranno perfettamente sciroppate, croccanti e colorate· Usatele per guarnire le vostre torte!

Cari lettori e lettrici siamo giunti alla fine di questo e-book, sulla cucina a bassa temperatura. Se state leggendo vuol dire che avete apprezzato in pieno questa tecnica di cucina. Abbiamo visto insieme come possa essere vantaggiosa ed economica la cucina a bassa temperatura; come in alcuni aspetti possa rendere la vostra quotidianità meno faticosa e stressante. Fondamentalmente pasta avere a casa un sacchetto Cuki, un termometro da cucina e una bella pentola alta e capiente, in modo da poter provare le meraviglie e le magie della CBT. Bella, facile ed economica sono le parole che caratterizzano la CBT. Non dimentichiamoci che potremmo eliminare quelle fastidiosissime maniglie dell'amore, perché oltre ad essere buona la CBT ti aiuta a cucinare in modo sano; quindi meno olio, meno frittura e meno grassi. Con la speranza di avervi catturato con le magie della Cbt vi lascio alla vostra cottura e buon appetito!